Rectification d'État-Civil

THELLIER

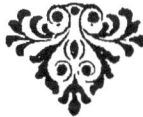

LILLE
IMP. D. PREVOST, RUE DU CURÉ-SAINT-ÉTIENNE, 9 bis

—

1894

Rectification d'État-Civil

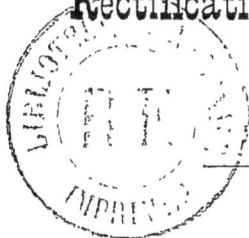

THELLIER

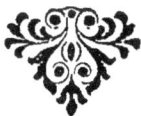

LILLE

IMP. D. PRÉVOST, RUE DU CURÉ-SAINT-ÉTIENNE, 9 bis

—

1894

Rectification d'État-Civil

THELLIER

RÉPUBLIQUE FRANÇAISE

AU NOM DU PEUPLE FRANÇAIS

Le tribunal civil de première instance de l'arrondissement de Saint-Pol, séant audit Saint-Pol, département du Pas-de-Calais, a rendu le jugement ci-après la requête dont la teneur suit :

I. — REQUÊTE

A Messieurs les président et juges composant le tribunal civil de première instance de Saint-Pol.

Messieurs,

1º Monsieur Henri-Joseph-Dominique Thellier, ancien banquier, né à Saint-Pol le onze février mil huit cent quinze et demeurant à Lille, rue des Brigittines, numéro huit, et ses fils ;

2° Monsieur Henri-Joseph-Victor Thellier, né à Lille le vingt-trois avril mil huit cent cinquante ;

3° Monsieur Paul-Joseph-Constant Thellier, né à Lille le quinze juin mil huit cent cinquante et un ;

4° Monsieur Georges-Victor-Amé Thellier, né à Lille le trente et un mai mil huit cent cinquante-trois ;

5° Et Monsieur Charles-Jules-François Thellier, né à Lille le vingt-huit juillet mil huit cent cinquante-quatre ;

Ayant maître Emile Bléry pour avoué ;

Ont l'honneur de vous exposer :

Que dans son acte de mariage libellé à Saint-Pol le huit décembre mil huit cent treize, leur auteur commun a négligé de prendre aucune autre désignation patronymique, que celle de Thellier Julien-François-Antoine, quoiqu'il eût été désigné lui-même dans son acte de naissance du quinze février mil sept cent quatre-vingt-sept comme fils de Charles-Henri-Joseph Thellier, sieur de la Neuville, nom qui servait à distinguer d'autres branches de sa famille et d'autres familles du même nom ;

Que cette addition tirée du nom d'un fief ou terre noble possédée par son père a été par celui-ci incorporée à son nom patronymique avant le quatre août mil sept cent quatre-vingt-neuf, en vertu d'un usage alors général et sanctionné par la jurisprudence, et que dès lors les exposants ont un droit acquis à le conserver ;

Qu'à la vérité cette omission s'explique par une interprétation trop rigoureuse, mais alors générale dès lors en vigueur et depuis abrogée par l'article soixante et onze de la Charte de mil huit cent quatorze ;

Que par suite la même omission a été commise forcément dans les divers actes de mariage et de naissances des postulants dressés tant à Saint-Pol qu'à Lille, aux dates sus-indiquées et notamment dans l'acte de mariage du premier postulant, Henri-Joseph-Dominique Thellier, dressé à Lille le deux août mil huit cent quarante-neuf ;

Qu'il s'en suit de là que, dans ces états de choses, la possession légitime des exposants est irrégulière en regard des actes de l'état civil et que leur droit est compromis chaque jour davantage ;

Qu'ils sont donc fondés à demander au tribunal la rectification des actes sus-mentionnés ;

Que si nous nous reportons aux actes et aux faits antérieurs à la Révolution de mil sept cent quatre-vingt-neuf, il devient évident et incontestable que ledit sieur Thellier père portait régulièrement le nom de la Neuville, que lui assurait et même que lui imposait la loi du six fructidor de l'an deux de la République, et qu'il n'a cessé de continuer de prendre

Que par suite des lois promulguées de mil sept cent quatre-vingt-neuf à mil huit cent quatorze contre les noms qui rappelaient des qualifications féodales ou nobiliaires, à l'appui de leur demande ils joignent à la présente requête les expéditions authentiques desdits actes et un nombre de pièces qui établissent :

1° Que Charles-Henry-Joseph Thellier, aïeul du premier postulant, avocat à Saint-Pol, portait le nom de Thellier de la Neuville ou de Thellier Henri de la Neuville, qu'il signa de ce nom tous les actes publics et privés avant mil sept cent quatre-vingt-neuf ;

2° Que son fils Julien-François-Antoine a reçu ce même nom dans son acte de naissance du quinze février dix-sept cent quatre-vingt-neuf, qu'il a dû cesser de porter sous l'empire des lois du vingt-neuf juin mil sept cent quatre-vingt-dix et seize octobre mil sept cent quatre-vingt-onze ;

3° Que ses frères et sœurs ont aussi reçu ce même nom de Thellier de la Neuville dans leurs actes de naissance établis avant mil sept cent quatre-vingt-neuf ;

4° Qu'il existait avant la Révolution de mil sept cent quatre-vingt-neuf comme il existe encore aujourd'hui plusieurs branches de la famille Thellier, se distinguant les unes des autres par des surnoms terriens.

Savoir :

1° Thellier de Sars, branche éteinte en mil huit cent soixante-huit, en la personne de Charles Thellier de Sars, écuyer, ex-président du tribunal d'Arras ;

2° Thellier de Poncheville, branche habitant Valenciennes, qui se trouve dans la même position que les postulants, a obtenu la rectification des actes de son état civil par jugement du tribunal de Valenciennes en date du vingt-sept février mil huit cent soixante-sept;

3° Thellier du Courval, célibataire, à Arras le sept mai mil sept cent quatre-vingt-quatorze, le même jour que l'aïeul dudit exposant ;

4° Thellier de Pretz Sonnière, branche éteinte en la personne de Monsieur Vince Thellier, juge de paix à Saint-Pol ;

5° Thellier de Bullecourt, conseiller à la Cour de Douai en mil huit cent six, branche éteinte en mil huit cent soixante-quinze ;

Considérant en outre que Thellier de la Neuville, oncle du premier requérant, a pu transmettre à son fils, Henri-Joseph, né à Lillers le dix-neuf février mil huit cent vingt-deux, le nom de Thellier de la Neuville ainsi que le constate l'acte de naissance joint aux présentes.

C'est pourquoi lesdits exposants ont recours à votre autorité en justice pour qu'il vous plaise,

Vu les actes à rectifier et notamment :

1° Un acte de naissance du quinze février mil sept cent quatre-vingt-sept, à Saint-Pol ;

2° Un acte de naissance du premier avril mil sept cent quatre-vingt-trois, à Saint-Pol ;

3° Un acte de naissance du cinq mai mil sept cent quatre-vingt-huit, à Saint-Pol ;

4° Un acte de naissance du dix août mil sept cent quatre-vingt-quatre, à Saint-Pol ;

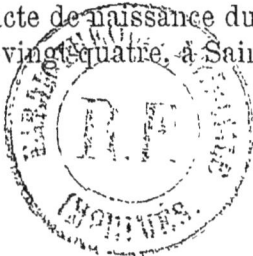

5º Un acte de naissance du dix-neuf février mil huit cent vingt-deux, à Lillers ;

6º Un acte de notoriété publique en date du trois novembre mil huit cent vingt-deux, par lequel le maire de Saint-Pol, sur l'attestation du juge de paix et de cinq autres témoins, déclare, à la requête de Henri-François-Philippe-Albert Thellier de la Neuville, chevalier de la Légion d'honneur, que son père,. Charles-Henri-Joseph Thellier de la Neuville, grand-père du premier postulant, a été guillotiné sous le régime de la Terreur avec un grand nombre de ses parents ;

7º Un extrait certifié des almanachs historiques et géographiques d'Artois de mil sept cent quatre-vingt-deux, mil sept cent quatre-vingt-trois, mil sept cent quatre-vingt-quatre, mil sept cent quatre-vingt-cinq, mil sept cent quatre-vingt-six et mil sept cent quatre-vingt-sept ;

8º Un jugement du tribunal de Valenciennes, en date du vingt-sept février mil huit cent soixante-sept, rectifiant les actes de l'état civil de la famille Thellier de Poncheville ;

9º Un contrat de mariage reçu par les notaires royaux d'Artois le vingt et un février mil sept cent soixante-douze ;

10º Un contrat d'adjudication en date du vingt-huit octobre mil huit cent quatorze en diverses pièces y jointes ;

11º Deux reçus au nom de Thellier de la Neuville ;

12º Divers actes d'achats de titres terriens par des membres de la famille Thellier ;

13º Un jugement du tribunal révolutionnaire

d'Arras qui condamne à mort Henri-Joseph Thellier, aïeul du premier exposant, en date du quatorze floréal an deux ;

Enfin un grand nombre d'autres pièces se rattachant au passé de la famille Thellier.

Toutes lesdites pièces présentes par originaux ou copies authentiques.

Attendu que le nom de la Neuville, adopté par Charles-Henri-Joseph Thellier, sieur de la Neuville, grand-père du premier exposant, s'est par sa volonté transmis à son fils Julien-François-Antoine et incorporé au nom patronymique de celui-ci sous l'empire et à la faveur de l'ancienne coutume féodale ;

Que cette addition légitime en son principe a été confirmée par la législation nouvelle ;

Que le nom de Julien-François-Antoine Thellier de la Neuville a dû passer dans son intégrité à ses enfants ;

Que le nom de la Neuville a d'ailleurs servi, dès avant la loi du six fructidor an deux, à distinguer les auteurs des exposants d'autres branches de leur famille ;

Qu'il doit donc, à ce point de vue encore, continuer à s'ajouter au nom propre, aux termes de l'article deux de la loi précitée ;

Que si en mil huit cent quinze, dans l'acte de naissance du premier exposant, ce nom n'a pas été attribué à son père Julien-François-Antoine, c'est un oubli, car à cette époque l'article soixante et onze de la charte de mil huit cent quatorze permettait et ordonnait de le faire ;

Que cette erreur doit être rectifiée aussi bien que celles qui en ont été la conséquence naturelle et forcée.

Pour ces motifs,

Ordonner la communication de la présente requête à Monsieur le procureur de la République et nommer un de ces messieurs pour faire rapport pour être par le jugement qui interviendra ordonné que l'acte de naissance dressé à Saint-Pol le onze février mil huit cent quinze sera par voie de mention en marge de chacun des actes rectifié en ce sens que le nom de la Neuville sera ajouté à celui de Thellier et que, par voie de conséquence, la même rectification sera faite partout où besoin sera, dans les actes de naissance du vingt-trois avril mil huit cent cinquante, du quinze juin mil huit cent cinquante et un, du trente et un mai mil huit cent cinquante-trois ou du vingt-huit juillet mil huit cent cinquante-quatre, ces quatre derniers dressés à Lille ainsi que l'acte de mariage dressé à Lille le trois juin mil huit cent quatre-vingt et dans tous autres actes qui auraient pu suivre ;

Ordonner en outre que ledit jugement sera transcrit sur les registres de l'état civil des communes de Saint-Pol et de Lille, conformément à la loi, et faire défense à tous dépositaires de délivrer aucun extrait ni expédition dudit acte, sans transcrire littéralement lesdites mentions ou rectifications à peine de tous dépens, dommages et intérêts.

Présenté au Palais de Justice, à Saint-Pol.

Signé : Émile BLÉRY.

. Soit communiqué pour le rapport de nous-même être conclu et statué comme de droit.

Signé : FLAMEN.

Vu au parquet,
Le vingt-sept janvier mil huit cent quatre-vingt-quatorze.
Pour le Procureur de la République,

Signé : COFFIN.

JUGEMENT

Vu la requête présentée par :

1º Monsieur Henri-Joseph-Dominique Thellier, rue des Brigittines, numéro huit, à Lille, ancien banquier et ses fils :

1º Henri-Joseph-Victor Thellier, né à Lille le vingt-trois avril mil huit cent cinquante :

2º Paul-Joseph-Constant Thellier, né à Lille le quinze juin mil huit cent cinquante et un ;

3º Georges-Victor-Amé Thellier, né à Lille le trente et un mai mil huit cent cinquante-trois ;

4º Charles-Jules-François Thellier, né à Lille le vingt-huit juillet mil huit cent cinquante-quatre ;

Ensemble les pièces à l'appui.

Après avoir entendu Monsieur le président-commissaire en son rapport et Monsieur le procureur de la République en ses conclusions ;

Et après en avoir délibéré conformément à la loi.

Considérant qu'il résulte des pièces produites que Julien-François-Antoine Thellier, père du premier exposant, né à Saint-Pol le quinze février mil sept cent quatre-vingt-sept, n'a pris dans son acte de mariage dressé à Saint-Pol aucune autre désignation patronymique que celle de « Thellier », quoiqu'il ait été lui-même dans son acte de naissance prérappelé désigné sous le nom de Thellier, Julien-François-Antoine, fils de Charles-Henri-Joseph Thellier, sieur de la Neuville.

Que des pièces il résulte également qu'avant la Révolution de mil sept cent quatre-vingt-neuf ledit sieur Charles-Henri-Joseph Thellier de la Neuville, avocat à Saint-Pol, aïeul du premier exposant, portait régulièrement le nom de Thellier de la Neuville et signait habituellement de ce nom les actes publics et privés dans lesquels il intervenait ;

Qu'il a ainsi signé l'acte de naissance de Julien-François-Antoine Thellier et ceux de ses autres enfants ;

Que cette addition faite par Charles-Henri-Joseph Thellier à son nom patronymique de celui d'un fief était alors d'un usage constant et a été depuis sanctionné par la jurisprudence ;

Qu'au cas particulier de la cause il aurait d'ailleurs pour effet de distinguer les auteurs du premier exposant des autres branches de la famille Thellier (Thellier de Sars, Thellier de Poncheville, Thellier de Courval, Thellier du Pretz) ;

Qu'il résulte également des pièces produites que l'un des fils de Charles-Henri-Joseph Thellier de la Neuville, le sieur Thellier, Henri, maréchal des logis de gendarmerie à Lillers, a continué de prendre le nom de Thellier de la Neuville dans l'acte de naissance de son fils en date du quinze février mil huit cent vingt-deux et l'a lui-même transmis à cet enfant ;

Que dans ces conditions il est certain que l'état civil de l'exposant, en ce qui concerne la désignation de leur patronymique, n'est pas conforme à celui des membres de leur famille qui existaient avant mil sept cent quatre-vingt-neuf et à celui de la branche qui a pour auteur Henri Thellier, chevalier de la Légion d'honneur, maréchal des logis de gendarmerie à Lillers ;

Que dès lors, sans que cette rectification puisse en rien leur conférer un titre nobiliaire, ils ont un intérêt légitime à demander que les actes de l'état civil où ils ont figuré soient modifiés en ce sens que le nom « de la Neuville » sera ajouté à celui de Thellier.

Par ces motifs,

Le tribunal, jugeant en premier ressort,

Ordonne que l'acte de naissance de Henri-Joseph-Dominique Thellier sera rectifié en ce sens que le nom de la Neuville sera ajouté à celui de Thellier ;

Dit que la même rectification sera faite partout où besoin sera et notamment dans l'acte de naissance de :

1º Henri-Victor Thellier, né à Lille le vingt-trois avril mil huit cent cinquante ;

2º De Paul-Joseph-Constant Thellier. né à

Lille le quinze juin mil huit cent cinquante
et un ;

3º De Georges-Victor-Amé Thellier, né à
Lille le trente et un mai mil huit cent cinquante-
trois ;

4º Et de Charles-Jules-François Thellier, né
à Lille le vingt-huit juillet mil huit cent cinquante-quatre ;

Comme aussi dans l'acte de mariage du deux
août mil huit cent quarante-neuf de Henri-Joseph-
Dominique Thellier avec Victoire-Joseph Verrier ;

Dans celui du trois juin mil huit cent quatre-
vingt ;

Comme aussi dans tous autres actes de l'état
civil intéressant les exposants qui auraient pu
suivre pour constater leur mariage, la naissance
de leurs enfants et le décès de quelque membre
de la famille ;

Ordonne la transcription du présent jugement sur les deux doubles aux actes de naissance
de la ville de Saint-Pol, pour l'année mil huit
cent quatre-vingt-quatorze et la mention par
extrait en marge de tous les actes dont la rectification est ordonnée ;

Fait défense à tous dépositaires de délivrer
aucune expédition ou extraits desdits actes, sans
transcrire lesdites mentions ou rectifications à
peine de tous dépens ou dommages-intérêts ;

Ordonne pour le surplus de se conformer à
la loi.

Ainsi jugé et prononcé à l'audience publique
du tribunal civil de première instance de l'arron-

dissement de Saint-Pol, séant audit Saint-Pol, département du Pas-de-Calais, le vingt-quatre mars mil huit cent quatre-vingt-quatorze, où étaient présents Messieurs Flamen, président, D'oresmieulx et Lefebvre, juges, Coffin, juge suppléant, remplissant les fonctions du ministère public, et Lédé fils, commis-greffier.

Signé : FLAMEN et LÉDÉ.

En marge se trouve la mention d'enregistrement dont la teneur est ainsi conçue :

Enregistré à Saint-Pol le trois avril mil huit cent quatre-vingt-quatorze, folio vingt, case trois; reçu neuf francs trente-huit centimes, décimes compris.

Signé : DE LAGORSIE.

En conséquence le président de la République Française mande et ordonne à tous huissiers sur ce requis de mettre le présent jugement à exécution, aux procureurs généraux et aux procureurs près les tribunaux de première instance d'y tenir la main ; à tous commandants et officiers de la force publique de prêter main-forte lorsqu'ils en seront légalement requis.

En foi de quoi ledit jugement a été signé par le président et le commis-greffier.

Par le tribunal :

Le Greffier

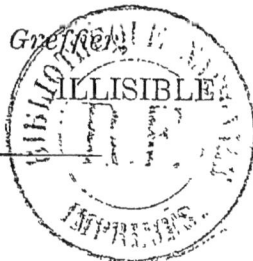